介護のしごとが楽しくなるこころシリーズ 10

Q

食事の工夫

JN335128

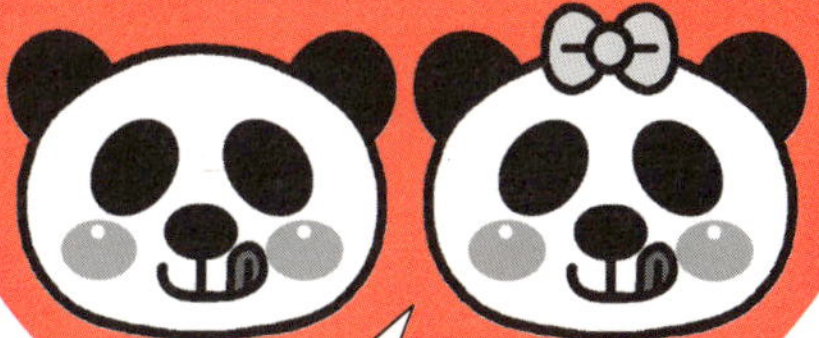

体調や症状にあわせた
食材の選び方や献立の立て方、
調理法を学びましょう

監修
中村育子
医療法人社団福寿会
福岡クリニック在宅部栄養課 課長
全国在宅訪問栄養食事指導研究会 副会長

日本医療企画

はじめに

介護職になったばかりの新人にとって、日々の業務は初めて経験することばかりです。

どうすればいい？　どうして？　などの疑問があっても、先輩や上司に、何をどう聞けばよいのか迷うことも多いでしょう。

そんなとき、新人介護職員の皆さんにさまざまなヒントを与えてくれるのが「介護のしごとが楽しくなるこころシリーズ」です。

本シリーズでは、介護職員が自信をもって笑顔になる、利用者が喜び元気になるサービスを、《介護のこころ》とともに学ぶことができます。

シリーズ第10巻は、『QOLを高める　食事の工夫』です。食生活は利用者のQOLに大きく影響します。

介護職員が、食生活に制限のない利用者の調理支援・共同調理を行う場合であっても、栄養・食事の基本知識を身に付けることで、利用者へのより良いサービスにつなげることができるでしょう。

また、利用者の栄養・食事における問題点に気づくことで、介護職員は事業所へ速やかに報告を行うことができます。

その結果、医療職や管理栄養士など他職種とのチームケアによる、利用者に必要なサービスの提供につながるかもしれません。

現在、高齢者の栄養摂取については、平均寿命をのばすと同時に、寝たきりの老後ではなく、心身ともに健康で活動的でいられる平均健康寿命をのばすことが、重要な課題になっています。

本書は、介護サービスを利用する高齢者に関する栄養・食事の基本と、介護職員が調理支援・共同調理を行う場合に役立つ知識を、具体的にわかりやすく解説します。

第1章では、中年期の食事の延長で考えることができない高齢者の食事に関する新たな常識と､高齢者の食事の重要なポイントを学びます。

第2章では、介護職員が利用者へ調理支援・共同調理や食事介助を行う場合に必要なアセスメントについて学びます。利用者の思いを尊重しながら、栄養改善やからだの機能の維持・向上につながる支援を行うために欠かせないステップです。

第3章では、高齢者に多い低栄養や嚥下《えんげ》困難予防に加え、日常ありがちな不調を解消するための食事のポイントについて、解説します。介護職員自身の健康管理にも是非活用していきたいポイントが満載です。

第4章では、高齢者に多い慢性疾患と食事について、介護職員として押さえておきたい基礎的な知識を学びます。実際に調理支援・共同調理を行う場合は、先輩の介護職員に相談するなどして、知識を深めてください。

第5章では、一人暮らしでもおいしい食事をとるためのさまざまな工夫を紹介しています。利用者はもちろん介護職員にも、すぐに役立つ情報が満載です。

利用者のQOLの向上のため、また、よりよいサービス提供に必要な介護職員自身の健康を守るため、本書を大いに活用してください。

目　次

◆本書の使い方◆

第1章　変わる高齢者の食事の常識

高齢者の健康を守るための食事の基本を学びます。

第2章　利用者へのアセスメント

利用者の嗜好を知り適切な調理支援などを行うためのアセスメント方法を学びます。

第3章　からだのトラブルと食事のポイント

高齢者に多い低栄養や嚥下障害予防の食事と、風邪などのよくあるトラブルを解消するための食事のポイントを簡単な調理法とともに解説します。

第4章　慢性疾患と食事のポイント

慢性疾患をもつ高齢者の食事のポイントを学びます。

第5章　一人暮らしでもおいしい食事

主食と副食のかんたん時短レシピを紹介。早速実践してみてください。

第1章

変わる高齢者の食事の常識

高齢者の食事や栄養のとり方は、今までとは大きく変わってきました。生活習慣病予防を目標とする中年期の延長上に高齢期の生活があるのではありません。健康寿命をのばすために、生活の質を維持し、肉も脂肪分も積極的にとってからだをつくり、脳を活性化し、エネルギッシュに生活することが求められています。介護職員はこの点をよく理解しておきましょう。

高齢者の食事の落とし穴

高齢者の栄養についての考え方は、大きく変化しています。

高齢者の栄養対策が変わってきた

今まで、高齢者の栄養は、中年期（45～64歳）を対象にした生活習慣病予防のため、肥満を防いで、肉より野菜を中心にした脂肪分を控える低カロリーの食生活が勧められてきました。

しかし、生活習慣病予防を中心にした食事は必ずしも高齢者にはよい結果をもたらさないことがはっきりしてきました。

中年者と高齢者とではからだの機能が異なります。さらに、高齢になるとコレステロールや肥満の体への影響は少なくなり、かかりやすい病気の種類も違ってきます。

高齢者にはこれまでの栄養対策とは違った高齢者の食生活があるということが、長年の厚生労働省の研究からわかってきたのです。

生活機能障害が大きな健康問題

高齢者にとって健康上の大きな問題は、生活習慣病よりも、老化によって生じる移動障害(足腰の障害や、寝たきりなどで歩いて移動できない)や入浴・食事の障害(一人で入浴できない、一人で調理や食事ができない)などの生活機能障害です。

厚生労働省の『低栄養予防ハンドブック』によれば、71歳以上の高齢者約4000人の４年間の追跡調査で、生活機能障害がない高齢者に対して、移動能力障害(1km以上続けて歩けない)がある高齢者は、心臓病で死亡する率が男性で1.8倍、女性で2.2倍と多く、入浴・食事など基本的な日常生活動作に障害がある(ADL障害)場合は、男性2.0倍、女性2.6倍にも達するという結果が出ました。

さらに、栄養状態の目安になる血液中のたんぱく質の1つ、アルブミンの値と、心臓病による死亡者数との関係を調べたところ、アルブミンの値が4.3g/dl以上の健康な人に対して、3.8g/dl以下の人は2.5倍の危険があるという結果が出ました（医学的アルブミン値3.5g/dl未満が低栄養。栄養改善プログラムでは3.8g/dl未満を低栄養とする）。このことから、高齢者においては、栄養状態の低下が老化を促し、病気の発症を促すことがはっきりしてきたのです。

低栄養状態の高齢者が増えている

高齢者の栄養状態については、現在、70歳以上の5人に1人は、3食食べているのに低栄養状態にあるという調査結果が出ています。

低栄養とは、老化をはじめ、ストレスやうつによる食欲不振、咀嚼《そしゃく》（歯で噛み砕く）・嚥下《えんげ》（飲み込む）機能の低下によって食事量が減り、からだに必要な栄養素がとれていない状態です。

気がつかないままに放っておくと、やせて、筋力が低下し、立つ、歩く、寝返りをうつといった生活の基本的な動作が難しくなります。体力・免疫力も低下して感染症や肺炎になりやすく、貧血となり、さらに悪化すると寝たきりとなります。

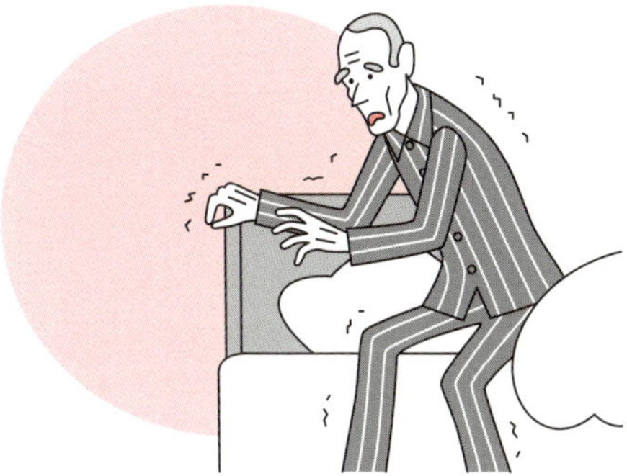

低栄養とは

高齢者と食事

高齢者に低栄養が多く見られ、食事の改善が求められています。

血液中のアルブミンで栄養状態がわかる

食べ物があり余っている現代に低栄養状態など考えられないと思うでしょうが、栄養の指標とされるアルブミンの量を測定してみると、栄養改善が必要な3.8g/dl以下になっている高齢者が多くいます。

アルブミンとは、たんぱく質の一種で、からだの機能を維持するための重要な成分です。肉や魚、卵、牛乳などの動物性たんぱく質に含まれています。高齢になると老化によって筋肉は減り、体内のたんぱく質は損なわれます。食事で動物性たんぱく質を補わないと、誰でも低栄養状態になりやすいのです。

低栄養になりやすい人（栄養改善が必要な人）

- 血液中のアルブミン量が3.8g/dl未満
- 血中の総コレステロール値が150㎎/dl未満
- 血中のヘモグロビン値（赤血球中のたんぱく質）が低下し貧血気味
- 体重が半年で２～３㎏減る、または体重の3％以上が減少
- BMI（体重kg÷身長m÷身長m）が18.5未満（やせ）
- 皮膚が乾燥し皮膚の炎症を起こしやすい
- 風邪など感染症にかかりやすい
- だるい、元気がない、食欲がない
- 糖尿病、腎臓病、高血圧症などで食事療法をしている、ダイエットをしている
- 食べ物の好き嫌いが多い
- 食べるスピードが遅い、むせる

動物性たんぱく質は健康寿命をのばす

老後を元気に過ごすには、低栄養を改善して老化を抑え、老齢期に増える心臓病などの病気や転倒などによる寝たきりを予防して、健康寿命をのばすことが大事です。それには、肉類、牛乳・乳製品、卵類、油脂類などの動物性たんぱく質を十分にとる必要があります。

さらに、動物性たんぱく質の摂取が、趣味や余暇活動などのからだを動かす機会を増やし、筋肉の減少をおさえ、食欲増進にもつながるという、東京都老人総合研究所の調査結果も出ています。

コレステロールの増加で脳卒中激減

1965年以降、牛乳・乳製品、肉類、卵類、油脂類などの摂取量が増加し、脳卒中による死亡が減少しています。

血管そのものが老化によってもろくなる高齢者にとっては、コレステロールは必ずしもマイナスではないのです。むしろコレステロール値が低すぎると、男性の場合はうつ症状を引き起こし、75歳以上の女性では早死する傾向がみられるといわれます。

10食品群をまんべんなく食べる

私たちが毎日食べる食品を大まかに分類すると、下記の10食品があげられます。

・肉類	・魚介類	・卵	・牛乳
・大豆・豆製品	・緑黄色野菜		
・海藻類	・いも類	・果物	・油脂類

高齢者はこれらをできるだけ毎日とることが大事です。

食生活の改善でアルブミンは増加

低栄養状態の人でも、途中で食生活を改善する介入を行ったところ、介入前に低下していた血液中のアルブミンが介入後には増加し、栄養状態がよくなることが示されました。低栄養予防のために食生活を改善することはよい効果をもたらします。

今からでも遅くはありません。動物性たんぱく質をバランスよく摂取して、血中アルブミン3.8g/dlを目標に栄養状態を改善するよう、高齢者を支援していきましょう。

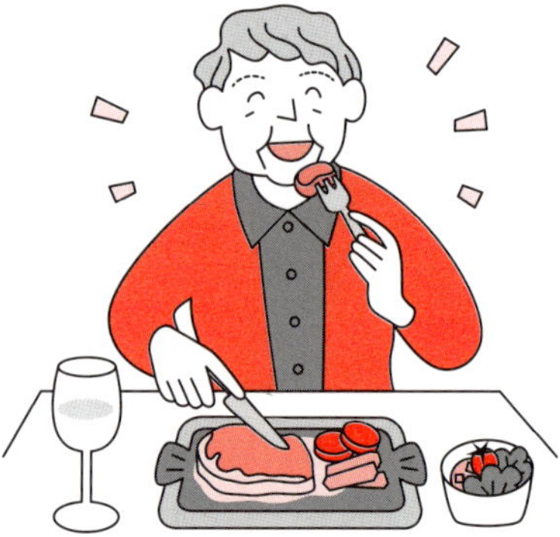

第2章

利用者への
アセスメント

利用者の食生活や栄養状態などが気になるときは、一緒に食品の買い出しや調理などを行う際、栄養摂取の大切さを話し合いましょう。食生活の相談を受けたときは、事業所に報告し、必要なら医療職や栄養問題を担当する管理栄養士と話し合ってもらいましょう。

調理支援とは

利用者に調理支援・共同調理で接するときのポイントを心得ておきましょう。

調理支援・共同調理を行う前に

介護には身体介護のほか、生活支援があり、生活支援の1つに介護職員が調理を行う調理支援や、利用者と一緒に調理を行う共同調理があります。

調理支援・共同調理では、利用者の台所を使うため、次のような細かい配慮が必要になります。

- 作業前に、その都度、利用者に台所の使用許可を得る。
- 調理器具の使い方、食材の扱い方などは利用者の望む方法で行う。
- 共同調理を行う場合は、利用者のADLとケアプランの内容を確認し、自立支援のために利用者が可能な作業は何かを、利用者の意欲と照らし合わせて確かめる。

- 献立を立てるときは、利用者の好みを確認して、なるべく利用者と一緒に考える。
- 利用者によっては、介護職員と一緒に献立を考えたり、介護職員に調理手順を指示したりすることが共同調理になる。
- 利用者宅の冷蔵庫の中身や、買い物支援がサービスに含まれているかなどをチェックする。これらは献立を立てる際に役立つ情報となる。
- 各利用者がどのような声かけでどのような作業ができるのかを把握しておく。利用者の場合、日によってからだの状態が異なることが多いので、今日はどのような状態にあるのかを見守りつつ共同調理を行う。

正しい介護アセスメントを行うには

介護職員は、利用者が何を求めているのかを正しく知り、その要望がどのような背景から生じるのかを確かめる必要があります。これを介護アセスメントといいます。

利用者の疾病やこころの問題などもからみ、介護アセスメントを正しく行うことが容易ではない場合も少なくありません。ここでは、正しい介護アセスメントを行うための介護職員の心得を取り上げます。

●介護する利用者の特質を知る

人は加齢により、視力や聴力、味覚、筋力などが低下するだけでなく、新たな生活習慣や新しい情報をとり入れる意欲もだんだんなくなってきます。介護職員はこうした利用者の特質を知り、利用者のこれまでの経験に敬意をもって接する必要があります。

●相手を知るには相手の話を傾聴する

現在の状態を知るために利用者の話を傾聴する（言葉に耳を傾けてよく聴く）ことが大切です。「寒くなりましたね（暑くなりましたね）、いかがですか」というようなねぎらいの言葉や身近な話から、近ごろの体調の変化、水分の摂取状況、便秘や下痢などからだの不調、義歯や口腔の具合、そして食生活や栄養に関する話題へと話をすすめて、利用者が置かれている状況を知ることです。

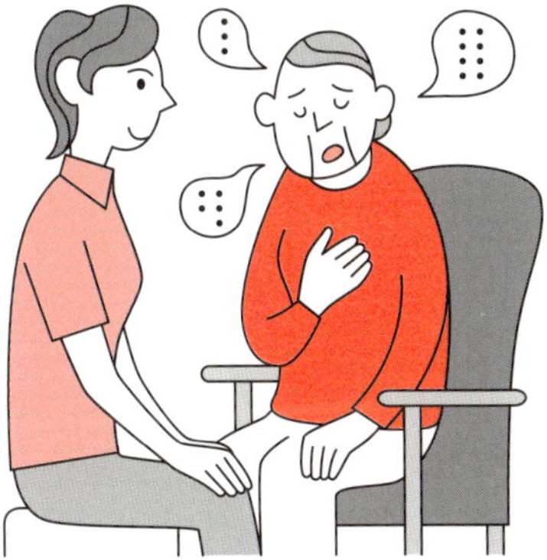

●利用者のできる部分を伸ばす

調理支援では、利用者と一緒に調理をすることもありますが、今できることを継続して行えるようにすること、その能力を十分に発揮できるようにすることが大事です。高齢になると動作がゆっくりになるので、今までの方法では時間がかかりすぎ、そのために調理などもおっくうになっていることがあります。短時間でできる方法を一緒に考えていきましょう。

●選択部分を増やす

栄養が不足していたり、病気がちだったりするときは、食品選びが大事になります。このときに、あれもだめ、これもだめと禁止事項を増やしてばかりいると逃げ道がなくなり、食べることそのものがいやになり、食も細くなります。医師や管理栄養士に相談し、できるだけ選択肢を増やして、その中から自分に合った方法を選ぶように、アドバイスするとよいでしょう。

●慢性疾患と食事療法はわかりやすく説明を

食事指導が必要な慢性疾患に関しては、医師の指示のもとに食事療法を行います。うまく実行できないでいるようなときは、管理栄養士などから、なぜ食事療法が大事なのか、栄養を考えないで食事をしているとどのようなことが起きるのかということをわかりやすく説明してもらうとよいでしょう。

利用者によくみられるトラブル

利用者には以下のようなトラブルがしばしばみられます。背景を見極めて対処していきましょう。

• 入所や居宅サービスに多い低栄養

一般に、介護施設の入所者やグループホームなどで暮らす利用者は、職員などによる介護を受けられる半面、集団における食生活になじめず、「食事が合わなくて食べられない」という理由から栄養状態が悪化し、在宅の場合より低栄養になりやすいという問題が生じています。一人ひとりを満足させるきめ細かい食に対する介護が求められています。

●水分の摂取不足から脱水症状へ

歩行困難や体調不良があると、トイレまで行くのがおっくうになり、トイレをセーブしようとして水分の摂取を控え、脱水症状が起きやすくなります。血液が濃くなり血管が詰まって体の機能が低下し、体調不良や心筋梗塞・脳出血などの原因になります。トイレに行かない理由を探り、ポータブルトイレを自室に置くなどの工夫をすることが大切です。

●義歯（入れ歯）と口腔トラブル

歯の欠損や入れ歯の不具合が原因で食物が飲み込みにくくなり、嚥下障害を起こして、機能的にはまだ十分食べられるのに、普通食から刻み食へ移行することがあります。歯に問題があるときは、低栄養を予防するためにも歯科医師の診察が必要です。また、口腔の清潔は歯肉炎や歯《し》槽《そう》膿《のう》漏《ろう》の予防だけでなく、口腔内細菌による口内炎や嚥下性肺炎のほか感染症を予防します。毎食後と眠る前の口腔ケアを促しましょう。

食事について困ったときの相談窓口

栄養や食生活、食事に関して困ったことや、心配なことが生じたら、管理栄養士による訪問栄養指導を受けることも1つの方法です。

訪問栄養指導では、通院などが困難な利用者の自宅に管理栄養士が訪問し、食生活や栄養に関するさまざまな相談にのります。

対象となるのは、低栄養状態の利用者、腎臓病、糖尿病、肝臓病、心臓病、高血圧、脂肪異常症、消化器の手術後などで食事管理が必要な利用者です。

食事の摂取量や栄養状態のチェック、調理指導や買い物指導、食生活プランの作成、栄養補助食品、介護用食品、介護食器の紹介などさまざまな相談に応じます。管理栄養士による訪問指導は医療機関で行っているところがあります。医師会や市区町村の事業としてやっているところもあります。

利用者をチームでサポートする

在宅ケアでの訪問栄養食事指導や調理支援では、他職種との連携が重要になります。例えば食事を提供してもほとんど摂取しないという場合、体調不良が原因かもしれません。そうした状況に気づいたときは、ケアマネジャーなどにその情報を伝えることで、受診につなげることができます。

在宅のチームケアの主なスタッフは、管理栄養士、医師、歯科医師、看護師、保健師、理学療法士、言語聴覚士、薬剤師、ケアマネジャー、介護福祉士、介護職員などから構成されます。それぞれが連携して利用者を支えていくことが大切です。

調理支援のポイント

利用者の食の傾向と思いをくむ

利用者が喜んで食事をし、栄養をとることのできる工夫をしましょう。

利用者が食べにくい食物

高齢になると、唾液の分泌が減り、水分の摂取量も減るため､口腔内は乾きがちになります。舌や喉、食道の筋肉の働きも悪くなり咀嚼力が低下し、食物をまとめて食塊《しょっかい》にし、ゴクンと飲み込む嚥下もスムーズにいかなくなります。むせたり、誤嚥《ごえん》が増えたりするので、苦手な食物、食べにくい食物が増えてきます。

「どんな食物が食べにくいのか」、「最近食べることがなくなった食物や料理にはどんなものがあるか」なども確かめておくとよいでしょう。

一般に利用者が苦手とする食物や料理は右表のとおりです。

しかし、食べにくい食物も、ミキサーにかけたり、とろみをつけたり、あんにしたり、水分を加えたり、調理の仕方で食べやすい食物にかわります(第3章参照)。

利用者が苦手な食物

水分が少なく飲み込みにくい食物	フランスパン・トースト・ピザ・サブレ・せんべい・かりんとう・乾パン・クラッカー・ふかしたさつまいも・くり饅頭《まんじゅう》・じゃがバター・焼き魚・ゆで卵
上あごに貼りつきやすい食物	焼き海苔《のり》・おぼろ昆布・わかめ・最《も》中《なか》の皮・ウエハース・クロワッサン・もち・葉物野菜・薄切り肉
固い粒が多く食塊がつくりにくい食物	冷やごはん・ひき肉・野菜のみじん切り・味噌汁、三分粥《がゆ》・田舎汁粉・粒入りコーンスープ・ピーナッツ・枝豆・大豆
口の奥で形が崩れやすい食物	豆腐
粉っぽく、むせやすい食物	黄粉《きなこ》をまぶしたくずもち・安倍川《あべかわ》もち・粉砂糖をまぶしたケーキ
粘り気や弾力性が強く、喉に詰まりやすい食物	もち・かまぼこ・こんにゃく・こんにゃくゼリー・凍り豆腐・しいたけ・しめじ・なめこ

繊維が多く硬い食物	ごぼう・ふき・小松菜・セロリ・アスパラガス・トマト・かぼちゃ・なす・豆類・漬物・たくわん・いか・たこ・するめ・肉
喉の通りがよすぎる食物	もずく・じゅんさい・なめこ・味噌汁・澄まし汁・水・お茶・ジュース
酸味が強すぎてむせやすい食物	レモンなど柑橘類《かんきつるい》・酢じょう油・ところてん・酢のもの
すすり上げて食べる食物	そば・うどん・スパゲッティ

利用者が好む食事・郷土食をチェック

食が進まない理由に、献立の単一化があります。食べやすいからと、似たような食物や料理が毎回食卓に並べば、誰でも食事が楽しくなくなります。利用者が食べたいと思うものを聞いておき、食べられるような工夫ができないかを考えてみましょう。調理方法を工夫すれば、ほとんどの料理を食べていただくことができます。利用者にあった調理方法を工夫してください。

高齢者が食べたいと希望することの多い料理は下記の通りです。

・刺身　・焼き魚　・煮魚　・焼き魚
・そば　・てんぷら　・とんかつ
・茶わん蒸し　・カレーライス
・ホワイトシチュー　・すき焼き
・ステーキ　・スパゲッティ
・フレンチトースト　など

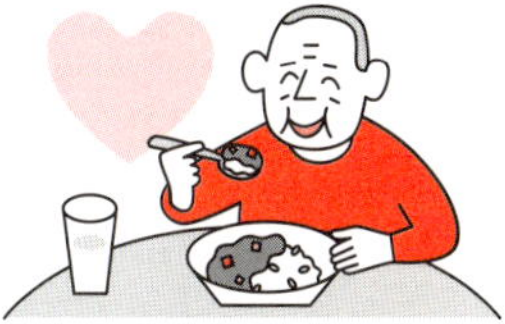

郷土料理で認知症を予防

利用者自身が生まれ育った地域の郷土料理や小さいころに家族で祝った行事の料理は、調理はもとより、その味を楽しむことによって楽しかった記憶を鮮明にし、現在の生活に喜びをもたらすことができます。

利用者に出身地を尋ねながら、慣れ親しんだ料理の味などを確かめ、手順を考えてもらうなど、利用者ができることは利用者に行ってもらいながら、一緒に作ってみましょう。

代表的な郷土料理

北海道	三平汁・石狩鍋・ちゃんちゃん焼き・ジンギスカン鍋
青森	いちご煮・じゃっぱ汁・いか寿司
岩手	ひっつみ・わんこそば・盛岡冷麺
宮城	はっと汁、はらこ飯・温麺・ずんだもち
秋田	しょっつる鍋・きりたんぽ
山形	いも煮・ふきのとう味噌
福島	あんこう鍋・うにの貝焼き・いか人参
茨城	あんこう鍋・納豆料理・どぶ汁
栃木	あゆの馴《な》れ寿司・あゆの釜めし・湯葉料理・かんぴょう料理・しもつかれ

群馬	おっ切り込み・焼きまんじゅう
埼玉	冷や汁うどん・さつまいも飯
千葉	なめろう・さんが焼き・はかりめ丼
東京	江戸前・そば・てんぷら・ねぎま汁・深川丼・どぜう鍋・ちゃんこ鍋・もんじゃ焼き
神奈川	牛鍋・けんちん汁・あじ寿司
新潟	へぎそば・のっぺい汁・くじら汁
富山	かぶら寿司・ぶり大根・ほたるいか料理・白えび料理・ます寿司
石川	治部《じぶ》煮・ごり料理・かぶら寿司
福井	越前かに料理・越前おろしそば・かに飯・浜焼きさば・へしこ
山梨	あわびの煮貝・ほうとう・吉田うどん
長野	信州そば・いなごの佃煮《つくだに》・蜂の子佃煮・野沢菜・馬刺し・鯉《こい》こく・おやき・くり羊羹《ようかん》
岐阜	朴葉《ほおば》寿司・ふな飯・牡丹《ぼたん》鍋・へぼ飯
静岡	桜えび料理・とろろ汁・黒はんぺん・うなぎ・づけ丼
愛知	きしめん・味噌煮込みうどん・味噌田楽《でんがく》・味噌かつ・小倉トースト・ひつまぶし

三重	伊勢うどん・てこね寿司・伊勢えび・さんま寿司・めはり寿司・蛤《はまぐり》料理・松坂牛・うなぎ
滋賀	ふなの甘露煮《かんろに》・近江《おうみ》牛・鴨《かも》鍋・赤こんにゃく
京都	じゃこ煮・おばん菜・すぐき・千枚漬け・はも料理・にしんそば
大阪	ばってら・船場《せんば》汁・はりはり鍋・小田巻蒸し・てっさ（ふぐ）・たこ焼き
兵庫	穴子の八幡巻《やわたまき》・いかなごの釘《くぎ》煮・たこ飯・明石焼き・かつめし
奈良	柿の葉寿司・茶飯・奈良漬・胡麻《ごま》豆腐・奈良茶漬け・葛きり・めはり寿司
和歌山	めはり寿司・さんま寿司・茶粥《ちゃがゆ》・高野豆腐・はりはり鍋・金山寺《きんざんじ》味噌・くえ鍋
鳥取	いただき・大山おこわ・らっきょう・松葉がに料理・あごちくわ
島根	さばの入り焼き・おまん寿司・出雲そば・しじみ汁
岡山	ばら寿司・穴子料理・ままかり・しゃこ丼・ひらめ
広島	穴子飯・かきの土手鍋・たこ飯・広島茶漬け・お好み焼き
山口	ふぐ料理・瓦そば・茶粥

徳島	たい飯・たらいうどん・わかめ
香川	讃岐うどん・しょう油豆・餡餅《あんもち》雑煮
愛媛	じゃこ天・たい飯・たいそーめん・たこ飯・ふぐざく
高知	皿鉢《さわら》料理・かつおのたたき・くえちり・さばの姿寿司・どろめ（しらす）
福岡	水炊き・鶏飯《けいはん》・おきゅうと・がめ煮・どじょう鍋・豚骨ラーメン・丸天うどん
佐賀	いか料理・かつお飯・がん漬け・松浦漬け・むつごろうのかば焼き
長崎	からすみ・卓袱《しっぽく》料理・角煮・大村寿司・かんころ餅・ちゃんぽん・皿うどん
熊本	いきなり団子・辛子蓮根・馬刺し
大分	関さば・関あじ・きらすま飯・鶏天
宮崎	冷や汁・地鶏の炭焼き・肉巻
鹿児島	きびなご料理・薩摩《さつま》汁・味噌おでん・薩摩揚げ・鶏飯・豚骨
沖縄	アンダンスー・沖縄そば・魚のマース煮・チャンプルー・豆腐よう・ミミンガー・ラフテー・にんじんシリシリー

義歯でもおいしく食べる

義歯（入れ歯）も慣れると、口腔全体で食物を味わえるようになります。

義歯の場合、うつむかずに正しい姿勢で食べることが大切です。噛み切りにくい薄い葉物などは巻いて厚めにし、厚い肉などは、奥歯で食べるようにします。義歯がカタカタ鳴るようなら歯科での調整を勧めましょう。

第3章

からだのトラブルと食事のポイント

食欲を促し、よく噛んで、ゴクンと飲み込み、食事を楽しいものにして低栄養を予防する食事をとりあげます。だるい、風邪気味、便秘気味・下痢気味といったよくある不調を解消するための食事について解説します。調理支援のときなどに摂取のポイントを伝えることで、利用者の毎日の食生活も変わることでしょう。

低栄養を予防する食事

低栄養を予防するための食事を心がけてもらいましょう。

食べたいときに食べる、食べたくないから食べないというように、気分にまかせた食事をしていると、誰でも栄養不足となり、低栄養になりかねません。介護職員は低栄養を防ぐため、以下の点を心得ておきましょう。

食事のポイント

●3食＋おやつをとる

- 3度の食事を規則的にとる
- 食べる順番を、肉魚、野菜、主食(ごはんなど)の順にする
- 食事量・エネルギー量が足りない場合は、10時や3時におやつで補う
- 食事はお茶漬けだけ、味噌汁とごはん、漬

物だけという単一パターンを避ける

●肉・魚・乳製品をとる

- たんぱく質の宝庫である肉と魚を１対１の割合で毎日とり入れることが大事
- 牛乳200mlや乳製品を毎日とる
- 肉は牛・豚・鶏など多くの種類をとり入れる
- 肉や魚の調理が面倒という場合は、ハム１枚、ウインナーソーセージ１本、干物１枚、ツナフレーク小１缶などでもOK

●油脂をとる

- 油脂を使う料理は、皮膚や粘膜、血管を丈夫にして老化や脳出血を防ぐ。てんぷら、油を使用した料理を毎日１品とるのが理想

●野菜も毎食とる

- 緑黄野菜の必要摂取量は１日350g。毎食１～２皿の野菜をとるようにする

調理のポイント

●適切な調理方法を選びたい食材

- **熱を加えると硬くなる：**さば、かつお、あじ、いか、たこ、えびなど
- **熱を加えても硬くならない：**白身の魚
- **野菜：**煮たり蒸したりして温野菜にすると食べやすく、多くの量が食べられる

●調理でひと工夫

- **味噌汁が好きな場合**

豚肉・魚のつみれ 野菜	⇒	具だくさん味噌汁

- **牛乳をそのまま飲むのが苦手な場合**

牛乳 いちご・アボカド はちみつ	→	ミキサーにかける	⇒	牛乳ドリンク
牛乳 卵 はちみつ	→	ミキサーにかける	⇒	ミルクセーキ

カフェオレ、コーヒー牛乳などや、シチューなどの煮込み料理に利用してもよいでしょう。

●乳製品が不足したら

乳製品が不足している場合は、以下のような料理がおすすめです。気軽に乳製品をとることができます。

［おかかチーズ入り焼きおにぎりの作り方］

①ご飯に小さく切ったチーズとかつお節を混ぜる

②おにぎりにする

③しょうゆをぬりながら網で焼く

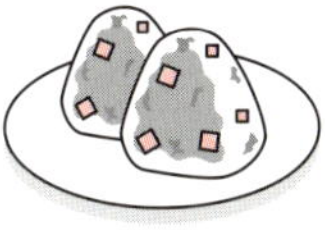

［牛乳プリンの作り方］

①牛乳を沸かし、沸騰したら火を止め、ゼラチンと練乳を加えて混ぜる

②粗熱がとれたら冷蔵庫でゼラチンが固まるまで冷やす

③果物などをトッピングする

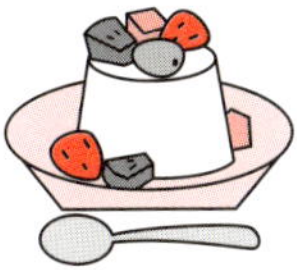

噛み砕きにくいときの食事

食物の繊維を断ち切る工夫を

よく噛んで食塊をつくれる工夫しましょう。

　高齢になると、からだの機能が低下してあごや喉の動きがスムーズでなくなり、大きな口を開けて食物を口に入れたり頬張ったり、噛み砕いたりすることが困難になります。老化によるものですが、噛み砕きにくいからといって軟らかいものばかりを食べているとますます機能は低下します。噛み砕きやすい食物を選ぶと同時に、噛み砕きにくい食物は、調理の工夫によって食べやすくしましょう。

　なお、義歯が噛み合っていないと、噛み砕きにくくなります。歯が鳴るなど調子が悪そうなときは歯科医院で義歯の調整をしてもらう必要があります。

食品選びのポイント

●魚介類の選び方

魚介類には、生、焼く、煮る、蒸すなどの調理法があります。魚介類の種類によって、高齢者にも食べやすくなる調理法があります。

• 生食でも軟らかく食べやすい魚介類

・まぐろ　・はまち　・ぶり

・甘えび　・ほたての貝柱　・いくら

• 火を通しても身が硬くならない魚介類

・さんま、いわしなどの小魚

・かれいなどの白身魚　・かに、かきなど

• 生食では噛みにくい魚介類

・たい、かれいなどの白身魚

・いか　・たこ　・貝類

• 火を通すと硬くなる魚介類

・かつお、まぐろなどの大型の青魚

・いか　・たこ　・えび　・貝類

●肉類の選び方

肉類には、脂肪分の量が多い部位と少ない部位があります。適度に脂肪がある部位のほうが食べやすいでしょう。ただしひき肉は脂肪分も多く含まれていますが、一般に硬い部分も含まれているため、二度挽きしてもらいましょう。

- **適度に脂肪のある部位**

  牛肉＝サーロイン

  豚肉＝ロース

調理のポイント

●魚を軟らかくする調理法

魚は、塩やしょう油に長く漬け込むと身が締まって硬くなるので注意しましょう。

- **塩焼き：**焼く直前に塩をふる
- **照り焼き：**フライパン

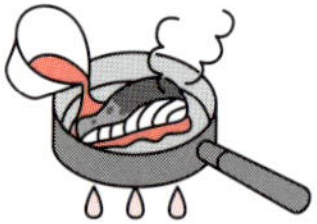

で両面を焼き、たれを入れる

- **蒸し魚：**身は硬くならない

●肉の調理

肉は脂身との境にある筋を切り、肉たたきでたたいたり、包丁で切り目を入れたりして、噛み切りやすくします。

- **薄切りの肉：**薄切り肉を数枚重ねて厚くしたり、筒のように巻く

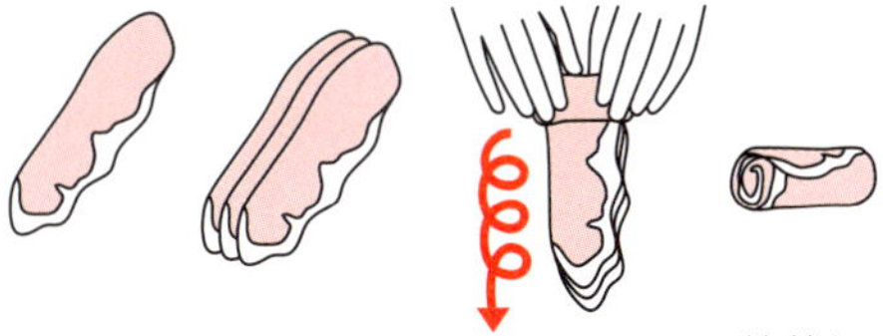

薄切り肉 → 数枚重ね → 巻き → 筒状に

- **硬い肉：**しょうがやにんにく、玉ねぎ、パイナップル果汁などに漬ける

●野菜の調理

野菜は繊維に垂直に切ると同時に、軟らかくなるまでよく煮ることも大事です。あごと舌ですりつぶせるような軟らかさにします。

飲み込みにくいときの食事

食物の大きさ、長さ、厚さを工夫

誤嚥や誤嚥性肺炎を予防する食事作りをしましょう。

飲み込みがうまくできないことを「嚥《えん》下《げ》障《しょう》害《がい》」といいます。嚥下障害を起こすと、食べ物で窒息したり、誤嚥を起こしたり、さらに誤嚥したものが気管に詰まって細菌を増やし、誤嚥性肺炎になり、命にかかわるようなことになります。

高齢になると誰でも口腔の筋肉が低下し、咀嚼が悪くなり、嚥下反射が鈍くなって、食物を飲み込みにくくなります。不調に気づいたら早めに飲み込む能力を鍛え、誤嚥事故や病気を防ぎましょう。

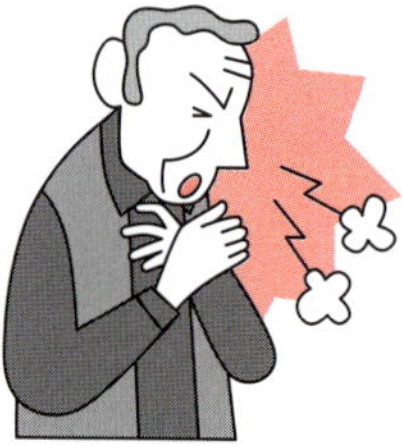

飲み込みにくくなっているサイン

加齢に伴い飲み込みにくくなると、さまざまな徴候がみられるようになります。この徴候の有無をしっかりと観察することで、誤嚥性の肺炎など、危険な状態になることを防げるかもしれません。以下のようなサインを確認したら、早急に事業所に報告し、医師や看護師に相談するようにしましょう。

①食事中によくむせ、咳こむ
②食べない食物がでてきた
③食事の時間が長くなり、疲れがみられる
④いつも痰《たん》がからんでいる
⑤食後、声がくぐもったような感じになる

食事のポイント

●食品選びの注意点

パサパサした食物や硬い食物は食べにくいものです。飲み込むためには、口腔内で食物と唾液を混ぜて、食塊をつくる必要があります。しかしパサパサしたものや硬いものはなかなか食塊ができないのです。

飲み込みにくい食品として、以下のようなものがあります。

- **繊維が多く噛み切りにくい食品：**ごぼう、えだまめなどの野菜
- **筋が多く噛み切りにくい食品：**牛・豚の赤身、モツなどの肉類
- **パサパサして食塊になりにくい食品：**粘り気のないいも類、パン類など

●食べ方の注意点

調理方法を工夫しても、食べるときの環境や

食べ方が悪ければ、いくら注意しても誤嚥することがあります。以下の点を注意して食事をするようにしましょう。

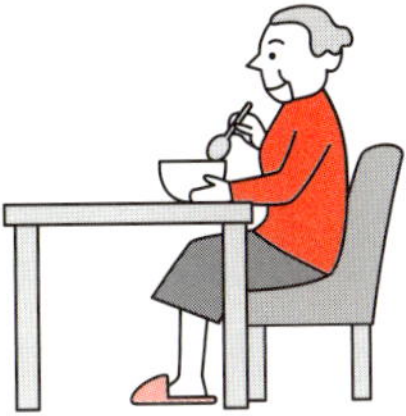

- 静かな環境のなかで正しい姿勢で
- 水はあごを引いて噛みしめるように飲むか、ストローなどを利用して

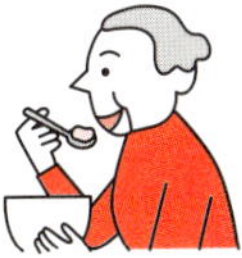

- 食べる量は小さじのスプーン量を一口ずつゆっくりと

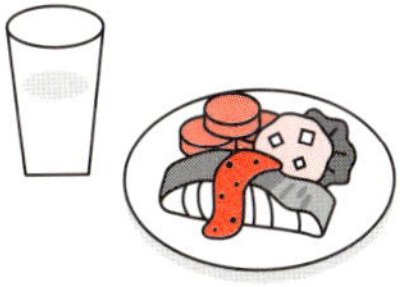

- 魚や肉料理の後には水を飲む

- 汁と具は別々に
- 熱いものは冷ましてから

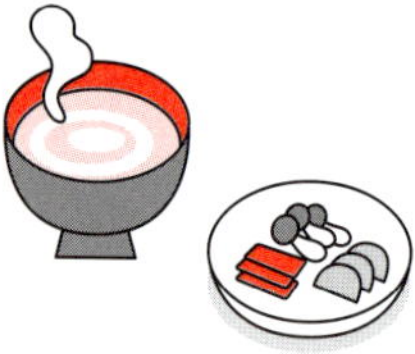

調理のポイント

●適度な大きさに

- 食品は小さく刻み過ぎると、かえって誤嚥を起こしやすくなります。

［切り方の目安］

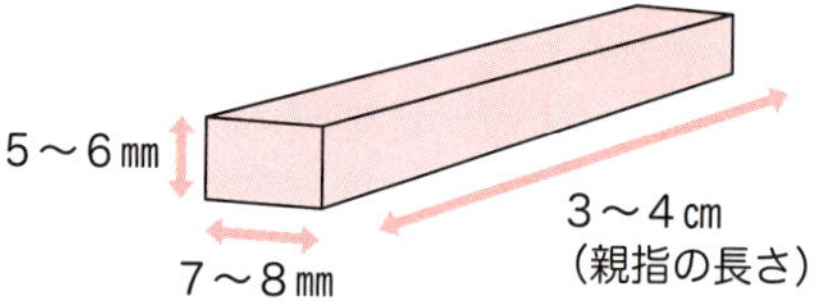

- 自分の口に合うように、箸で切り分けながら食べるようにアドバイスします。

- そばやスパゲッティなどの麺類は、長いままをすするように食べようとすると誤嚥の原因になります。

[切り方の目安]

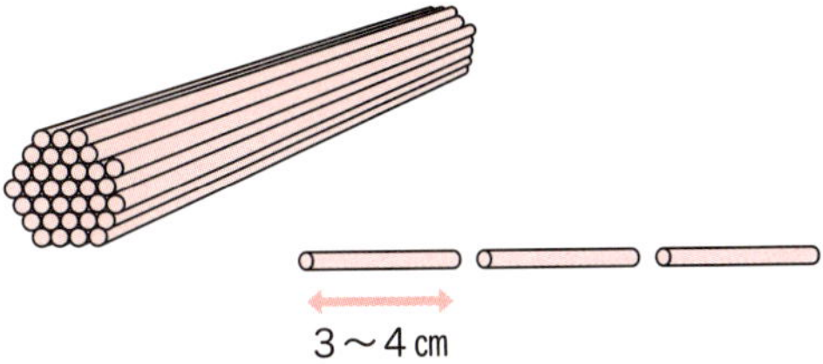

●軟らかくする

- 肉や野菜は筋や皮、硬い部分を除き、切り目を入れて軟らかく調理します。舌と上あごで噛み切れる、あるいは箸で切り分けることができるくらいの軟らかさが適当です。
- 薄い肉や葉類は、くるくると巻きます。

●水分の多いものはひと工夫

- 汁物や煮物など水分の多いものは、片栗粉、ゼラチンなどでとろみをつけます。パサパサしているものも、とろみをつけると食塊ができて食べやすくなります。煮汁100gに小さじ1くらいの濃度から調整してみましょう。

とろみやつなぎになる食物

乳製品	卵・ヨーグルト・カッテージチーズ・生クリームなど
野菜	オクラなど粘りのあるもの・かぼちゃ・山いも・じゃがいも・れんこん・バナナ・アボカドなど
大豆製品	豆腐・納豆
調味料	マヨネーズ・クリーミータイプドレッシング・練りごま・味噌・片栗粉・寒天・ゼラチン・ルー
とろみ調整食品	とろみになる食品がないときに溶かして増粘する

食物が喉に詰まったら

おもちなどが喉に詰まったら、高齢者は前かがみに座り、介護職員は一方の手で高齢者の下あごを支え、もう一方の手のひらの付け根部分で、背中の左右の肩甲骨の間を「ドン」と強めにたたきます。

なお、おもちなどが出ても、一部が気道に残っている場合がありますので、医師の診察は必要です。応急処置と同時に救急車を手配しましょう。

食べる意欲を育てる

食欲を促す、生活面での工夫も必要です。

低栄養になる原因の1つに、食べる意欲がわかない、食欲がないということがあげられます。食物の調達や献立づくり、調理に問題があって食べる気持ちになれない、高齢者一人の生活など生活環境が原因で料理を作る意欲がわかないなどが考えられます。

義歯の不具合、病気や生活の変化などで食欲が失われ、それが続いていることもあります。

食欲低下のきっかけなどを尋ね、原因を把握しておきましょう。

このまま食欲の低下を放っておくと、低栄養により体重減少やからだの各機能の低下が生じ、日常生活の中での活動量が減って、生活不活発病の原因になるだけでなく、さまざまな病気を引き起こすことになります。早めに食欲を促し、低栄養を予防する必要があります。

食欲を促すポイント

●サービスなどを利用する

- 食料の持ち運びが大変で、買い出しが負担になり、食欲に影響することもあります。買い物支援、配送サービスなどの情報を提供しましょう。
- 半調理食品を利用します。
  例：カット野菜、レトルト食品、缶詰、冷凍食品
- 市販の栄養調整食品（小さなパックで高カロリーのゼリー）や、料理の宅配サービスの利用をアドバイスしましょう。

●環境を変えてみる

- 食べたいもの、おいしいと思うものを思い出すために、デパ地下やスーパーの総菜売り場、商店街に出向き、香りをかぎながら、

食べ歩き、買い歩きを勧めましょう。好きな食べ物や懐かしい味を思い出してもらいましょう。

- 高齢者向けの食事会などへの参加を勧めましょう。時短の調理法を学んだり、自分の調理の腕を披露したりすることも可能です。

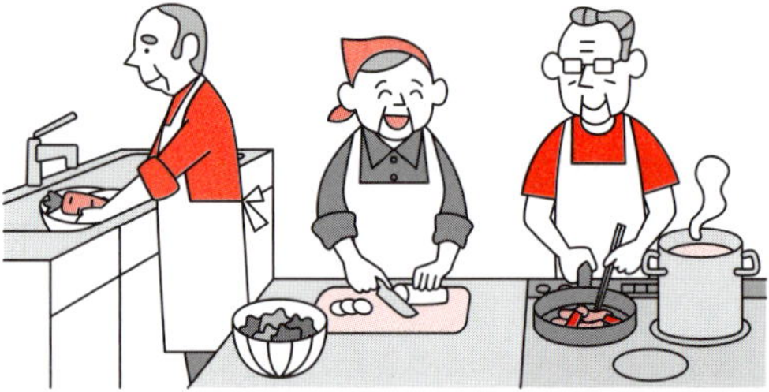

調理のポイント

●味付けの工夫

- 甘いだけの料理や薄味の料理は、食欲がわかないという高齢者がいます。調味料・香辛料を使ったり、薄味で作って食べる直前にしょう油や食塩などを使うと、塩分の量を減らせます。

- 調味料や香辛料、数種のだしなどを使って、高齢者の食べたい味を作ってみましょう。
- しょうが、しそ、パセリなど香味野菜を料理にプラスします。香りが食欲を促します。
- 少量を品数多く食べられるように、少量のおかずの作り方や、余った材料の保存法・冷凍法についても一緒に工夫しましょう。

●提供の仕方の工夫

- 少量を、数枚の豆皿を使って盛り付け、目で楽しみながら食べる工夫をしましょう。
- 魚などは、その場で骨を外したほうがおいしく食べられます。高齢者が自分でできないときは介護職員が目の前でほぐすとよいでしょう。
- 毎日、おにぎりを食べているようなら、いろいろな具材をのせた小どんぶりにかえてみてもよいでしょう。

- 料理に合った温度で食べられるように仕上がりの時間を工夫します。

[惣菜が冷めてしまったら]

ご飯や煮物などは、基本的に電子レンジで温めることができます。しかし、フライやてんぷらなどを電子レンジで温めると、ベタッとしてしまい、食べたくないと思ってしまう原因になります。これらの物を温めるには一工夫が必要です。

- 冷えたカツやコロッケ、フライ、てんぷらなどは、魚焼きグレルかオーブントースターで2～3分間温める
- 冷えたナゲットやフリットは電子レンジで1分間、その後ホイルに包んでオーブントースターで1～2分間温める

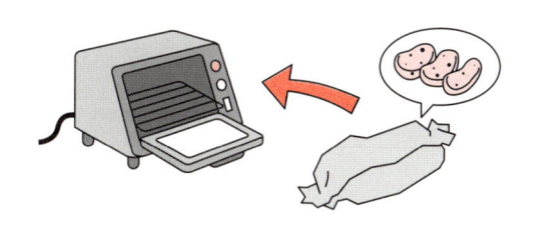

●お茶漬けに1品プラス

何も食べたくない日は、お茶漬けもいいでしょう。しかし、1品プラスして栄養価を高めるようアドバイスしましょう。

お茶漬け ＋ 干物 ⇒ 干物茶漬け

お茶漬け ＋ 明太子 ⇒ 明太茶漬け

お茶漬け ＋ しゃけ ⇒ しゃけ茶漬け

お茶漬け ＋ 高菜 ⇒ 高菜茶漬け

お茶漬け ＋ 天ぷら ⇒ 天ぷら茶漬け

だるくて疲れがとれないときの食事

ビタミン、ミネラル、水分をたっぷり

からだの働きをよくするビタミン、ミネラルとともに水分の摂取も欠かせません。

だるくて疲れがとれないというときは、病気が原因の場合もあります。疲労感が長引くときは肝臓や腎臓、糖尿病や貧血、がん、うつ病などの病気が隠れているかもしれません。一度診察を受けるようアドバイスしましょう。

病気でない場合に多くみられるのは、季節的には夏バテ、一時的には環境の変化などによるストレスや不眠、過労などが考えられます。低栄養でも疲労が続くことがあります。

疲労回復に向く食物

- **疲労回復に必要なビタミンB_1が含まれる食品：**豚肉や大豆。豚汁や豚のしょうが焼きなどの豚肉料理や、煮豆料理などが適しています。

- **筋肉疲労を回復させる鶏肉：**鶏の胸肉・手羽など。鶏のしょうが煮や鶏レバーの焼き鳥などは効果が期待できます。
- **乳酸を分解するクエン酸の多い果物：**オレンジやレモン、りんごなど。果物をサラダに加えたり、果実酢を使った料理がお勧めです。
- **体内にビタミンB_1を長く留める硫化アリルが含まれる食品：**玉ねぎ、にんにく、にら、ねぎ、らっきょうなど。料理に用いるほかオニオンスープなどにして飲みましょう。

疲労回復を促す水分の摂取

体内の水分が不足すると疲労感が増します。夏バテの症状ですが、冬でも起こります。放っておくと熱中症や脳梗塞、心筋梗塞などにつながり、命にかかわることもあります。

高齢者の場合、水分が不足しても喉の渇きを感じにくく、脱水症状を起こしやすいので注意が必要です。食物から摂取する水の量と体内で代謝する水のほかに、1000ml（コップ4～5杯）の水分が必要です。5～15℃程度のぬるま湯かお茶が腸で吸収しやすいので、喉の渇きを感じる前に飲むようにアドバイスしましょう。

また、寝ている間も汗をかきますので、朝晩コップ1杯の水を飲むことを習慣にするとよいでしょう。なお、腎臓や心臓の持病がある場合は医師との相談が重要です。

配食サービスの上手な利用法

配食サービスとは、高齢者の健康と栄養を考えた食事を定期的に自宅まで配食してくれるお弁当サービスです。

自分で調理ができなかったり、買い物に行くのが困難だったりする人や、持病があって特別な食事を必要としている人は、上手に利用したいものです。手渡しで届けてくれるので、安否確認など見守りの役目も果たします。

利用者が利用を望むときは、エリア内にある配食サービスを紹介します。料金は市販のお弁当にほぼ準じます。食事の内容や宅配方法、料金体系をきちんとチェックして、目的に合ったサービスを受けられるよう、利用者に直接電話して交渉してもらいます。

水分補給でコントロールする

エネルギー不足、水分不足にならないよう食生活面での工夫が必要です。

高齢になると、腸内環境が乱れ、消化吸収能力が低下してきます。そのため食事の仕方によっては下痢を起こしやすくなります。

また、腸の動きが鈍くなるので、便が腸に留まりやすく、運動不足が重なると便秘になりやすくなります。なお下剤を飲みすぎると、下痢と便秘を交互にくり返すようになります。

激しい腹痛や発熱、嘔吐など他の症状を伴うときは医師の診察が必要です。

下痢気味のときの食事のポイント

- 下痢になると体内の水分が奪われます。脱水を起こさないように水分補給をしましょう。ぬるめのお茶やイオン水、りんごの絞り汁などが向いています。

- 回復してきたら、消化のよい粥やおじや、うどん、湯豆腐、野菜のスープ、葛湯などをとり、様子を見て白身魚や鶏のささ身などのたんぱく質を少しずつとるようにします。
- 唾液の分泌を促すために、水分が多い食品でも噛むようにしてとります。

●避けたほうがよい食品

- **胃腸を冷やす：**アイスクリームなど
- **脂肪が多い：**肉、魚、てんぷら、フライ、ラーメンなど
- **食物繊維が多い：**海藻類や根菜類など
- **腸の粘膜に刺激が強い：**みかん、いちごなど。りんご、バナナなど酸の少ないものが向いています。

便秘のときの食事のポイント

- 水分の不足から便が硬くなり排出困難になることがあります。朝晩コップ1杯の水、1日1000mlの水分を摂取します。
- 野菜炒めやてんぷら、すき焼きなど油脂を使った料理を1日1回はとりましょう。油脂が嚥下を促し、便の通りをよくします。
- 食欲の低下が便秘の原因になることがあります。食欲がないときは、食べられるもの、おいしいと思うものをとりましょう。
- 60歳を過ぎたらダイエットはやめましょう。ダイエットが原因で頑固な便秘になる場合があります。食事量が少なく便の材料が足りないのです。

●便秘解消に効く食物

便秘を解消するためには便の量を多くして、腸の活動を活発にする必要があります。朝の飲水で腸を刺激し、活動しやすい状態になりますが、1日にできる便の量が少ないと、反応がうまく起こりません。便を多くするためには、繊維質の多い食品を食べることが必要です。

繊維質の多い食品

海藻類	ひじき、のり、寒天など
豆類	小豆、おから、黄粉など
いも類	山いも、里いも、さつまいもなど
きのこ類	えのき、しめじ、なめこなど
乾物	切り干し大根、かんぴょう、干し椎茸
果物	バナナ、キウイ、アボガド、みかん、りんご
その他	オールブラン、ヨーグルト、オリゴ糖

かぜ気味のときの食事

胃にやさしい食物で栄養補給

低栄養予防のため、食べたいものを食べる工夫をしましょう。

かぜには「ちょっと熱っぽい、かぜかな」と思うようなものから、鼻水、鼻づまり、発熱、頭痛などの症状が出るものまであります。1週間前後で治るのが普通ですが、症状が続くようなとき、あるいは高熱や吐き気・嘔吐などの症状を伴うときは、肺炎を併発することもあるので医師の診察が必要です。

食事のポイント

●かぜ気味のとき

食欲が失われがちです。初期には、以下のものが飲みやすいでしょう。

・しょうが湯（しょうが、レモン、はちみつ）

・ねぎ味噌湯（ねぎのみじん切りと味噌）
・葛湯　　・梅肉湯（梅肉エキス）など

栄養補給には、卵や豆腐、ねぎやにらを刻んだ雑炊や煮込みうどん、鍋物、ポトフなどが適しています。

●喉が痛いとき

大根に含まれるジアスターゼは消化を助けると同時に咳を止め、痰を出しやすくします。喉を刺激するわさびなどの香辛料は避けましょう。

・大根おろしやみぞれ煮
・金柑《きんかん》のはちみつ漬け
・りんごやなしのしぼり汁

●熱があるとき

水やお茶、イオン飲料で水分の補給をします。

からだが冷えるときの食事

「冬に食べる食品」でからだを温める

食事以外に衣類の重ね着や室温調整についても気を配りましょう。

高齢になると手足が冷たい、足腰が冷えるという人が増えてきます。また、血行が悪くなり、新陳代謝や脂肪の燃焼などの機能が低下し、からだは冷えやすくなり、体温は壮年期よりも0.2～0.3℃くらい下がります。しかも、五感が加齢とともに衰え、暑さや寒さにも鈍感になるので、なるべくからだは温めて、低体温にならないようにする注意が必要です。

食事のポイント

食品の中には、からだを温めるものや冷やすものがあります。季節や体調に応じ、適切な食品を選ぶようにしましょう。

●からだを温める食品

冬だけでなく、夏でも体調や気温によってはからだを温める食品を選んだほうがよい場合があります。からだが冷えやすい場合は、積極的に食べるようにしましょう。

- **野菜類：**ごぼう、にんじん、れんこん、山いも、かぼちゃなど
- **豆類：**黒豆、小豆など
- **肉類：**牛肉、豚肉、鶏肉、マトンなど

●全身の血行をよくする食品

血行をよくすることで、手足の先が冷えるなどを解消しましょう。

- **魚類：**いわし、うなぎなど
- **香味野菜：**にら、しょうが、ねぎなど
- **調味料や香辛料：**酢、ゴマ、山椒、唐辛子など

●からだを冷やす食品

夏など、からだを冷やしたほうが楽になる場合もあります。その場合は以下の物を食べるとよいでしょう。

・トマト	・ほうれん草	・白菜	・キュウリ	
・ナス	・セロリ	・柿	・そば	・貝類

からだを冷やす食品でも、煮たり焼いたりすることで、からだを温めることもできます。

調理のポイント

●とろみをつける

- けんちん汁などの汁物や煮魚、煮物の仕上げに水溶き片栗粉を回し入れます
- フライやから揚げ、てんぷらなどの揚げ物、炒め物、茶わん蒸しなどにあんをからめます
- 酢を入れた甘酢あんや、胡椒やごま油を加

えた中華あんは、保温性が高いです

●鍋料理

鍋料理もからだを温めます。

おいしく食べる口の運動

食べる前に、頬や舌、あごが滑らかに動くように口の運動をしましょう。口を閉じて舌を口腔内で円を描くように回す方法もあります。「パ・タ・カ・ラ」と発音する口腔体操もあります。はとぽっぽなどの歌詞を「パ・タ・カ・ラ」に置き換えて、「パパパタタタタ」などと歌う方法もあります。口の運動をしてから食事をすると、誤嚥予防になり、食事がおいしく食べられます。

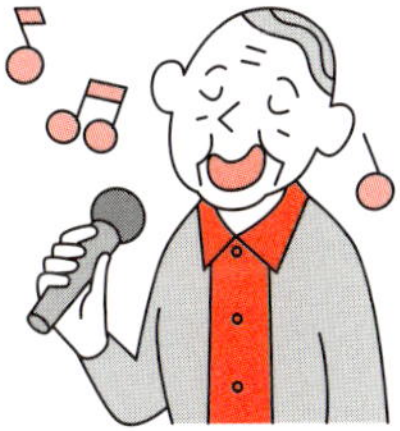

むくむときの食事

カリウムを多く含む食物を

むくみがとれないようなら、すぐ医師の指導を受けるよう勧めましょう。

むくみは、心臓病や腎臓病などさまざまな病気の症状の1つです。しかし、病気になっていなくても、腎臓の働きが弱っているときなど、むくみが生じることがあります。むくみは、水分が尿として排出されずにからだに多く残ってしまっている状況です。

むくみがあったときには、重大な病気の場合もあるため、医師の診察を受ける必要があります。

食事のポイント

病気の症状ではないむくみは、カリウム、ビタミンB_1の不足、塩分の過剰摂取などによって生じるといわれています。それらのものが含まれる食品のほか、利尿効果の高い食品や塩分を控えた味付けをすることで、むくみの軽減となるでしょう。また、塩分の取りすぎもむくみの原因になります。塩分の摂取量を控え、味が足りないと感じたときには、酢や香辛料、香味野菜などを使用した調理を工夫しましょう。

むくみ解消に効果のある食物

カルシウムの多い食品	・きゅうり、すいか、冬瓜などのうり科の野菜 ・バナナ、りんごなどの果物 ・納豆、昆布　など
ビタミンB_1の多い食品	・豚肉、大豆、豆腐、小豆、かぼちゃ　など
利尿効果の高い食品	・小豆、はと麦茶、はぶ茶、柿の葉茶、たんぽぽ茶、杜《と》仲《ちゅう》茶　など

常備しておくと便利な食品

長期保存が可能でさまざまに利用できる食品類を常備しておきましょう。

調理時間の短縮したり、単調になりがちなメニューを増やしたり、さまざまな方法で活用できます。味の濃い食品も、食材の１つとして野菜を加えたりすることで、バリエーションが広がります。

- 肉や魚の缶詰
- レトルト食品
- 冷凍シューマイ・グラタン・シチュー・カレー・ドリア
- 冷凍の麺類・野菜類
- シリアル
- 調理ソース類　など

第4章

慢性疾患と食事のポイント

治癒が期待できない慢性疾患を抱えている高齢者も増えています。日常生活の機能低下などにより生活の質が低下しないように、食生活にも配慮が必要です。なお、食事療法は一人ひとり異なります。チームケアにおいて、各専門職がそれぞれの役割を果たすことが重要です。

栄養バランスも大切

個人により必要なエネルギー量は異なります。医師の指示を守ることが第一です。

糖尿病は、インスリンの分泌量欠乏によってブドウ糖が燃焼されず、血液中の糖が多くなる病気です。糖尿病は完治することはないので、血糖コントロールをしながら生活の質を維持していきます。血糖コントロールには運動療法、薬物療法もありますが、食事療法も重要です。

食事療法としては、適正なエネルギー量、栄養バランス、規則的な食生活の維持がポイントです。それによって血糖をコントロールし、腎臓病などの合併症の発症や進行を抑えます。

食事のポイント

●食事療法の基本

摂取エネルギー量は、病状や日々の活動量などを考慮の上、医師から指示されます。

食事として摂取するものでエネルギーになるのは、炭水化物、脂質、たんぱく質です。これらの摂取量を医師の指示に従ってコントロールし、そのほかのビタミンやミネラル、植物繊維をしっかり摂取する必要があります。

糖尿病の食事療法では80kcalを1単位として、食品交換表を活用してカロリー計算を行い、献立を立てることになります。

1単位の食品

主食（炭水化物）	ごはん	約1/2膳	50g
	食パン	約1/2枚	30g
	うどん（ゆで）		80g
果物（糖分）	りんご	約1/2個	150g
	バナナ	約1本	100g
肉や魚（たんぱく質）	サケ（切り身）	約2/3切れ	60g
	卵	約1個	50g
乳製品（たんぱく質）	牛乳		120ml
	ヨーグルト	約1カップ	120g

●食事のとり方

- 食事は決まった時間に、ゆっくりよく噛んで食べましょう。寝る前3時間は食物を口にしないようにしましょう。
- 食べた量がわかるように一人分ずつ取り分けて食べましょう。
- 炭水化物をとりすぎるときは、食べる順番を野菜、肉魚、主食というように変えると、ビタミンやミネラル、たんぱく質の量が増え、自然に主食の量が減ります。
- 菓子類や嗜好品は避けましょう。紅茶やコーヒーは砂糖を入れずに飲みましょう。野菜ジュースやスポーツドリンクにも糖分が含まれています。表示をチェックしましょう。
- アルコールは原則として禁止です。
- 果物は食べ過ぎに注意します。食べる場合は朝にしましょう。食べる果物は食物繊維の多いリンゴなどがお勧めです。

控えたい高エネルギーの食品

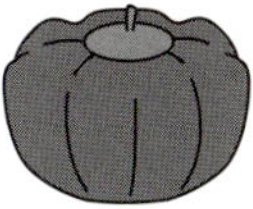

かぼちゃ

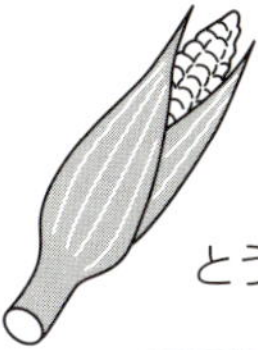

とうもろこし

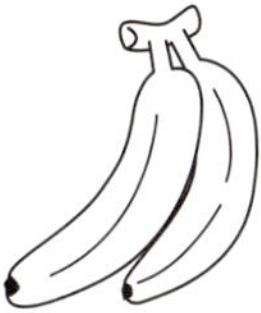

バナナ

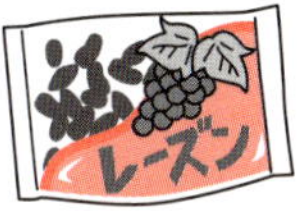

ドライフルーツ

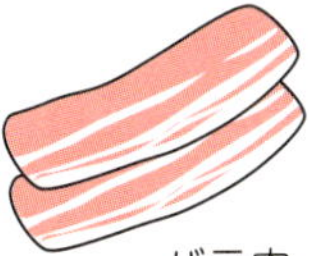

バラ肉

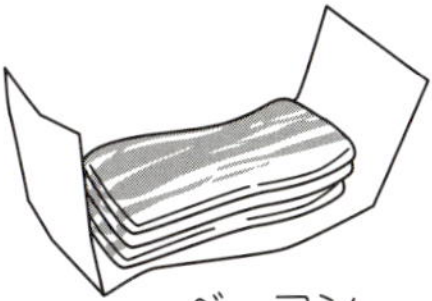

ベーコン

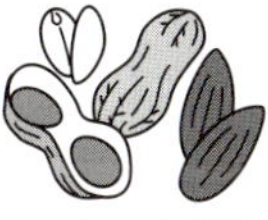

ナッツ類

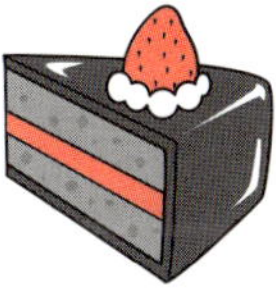

ケーキ類など

減塩で血圧をコントロールする

塩分は漬け物や味噌汁などにも多く含まれているので注意しましょう。

高血圧とは血管にかかる圧力が高い状態をいいます。心臓が収縮して血液を押し出したときの一番高い血圧を最高血圧（収縮期血圧）、その後、血管が広がったときの一番低くなる血圧を最低血圧（拡張期血圧）といいます。収縮期血圧が140mmHg以上、または拡張期血圧が90mmHg 以上がいつも続いていると、高血圧症と診断されます。

高血圧症はこれまでの食生活や生活環境を原因とする生活習慣病ですが、高齢になると動脈が狭くなり血液が流れにくくなるため、心臓はより強い圧力をかけることになります。このため、血圧は高くなります。2010年の国民健康・栄養調査では70歳以上の男性57.5％、女性57.0％が高血圧というデータが出ています。

高血圧が続くと、心臓病や脳卒中など血管の病気が起こりやすくなるため、注意が必要です。高血圧の治療の基本は運動と食事療法による体重制限および塩分の制限です。また、アルコールは適量にし、禁煙も大切です。

なお、心臓病や腎臓病を併発している場合は医師の指示に従った食生活を送るようにしましょう。

食事のポイント

●塩分を減らした食事

WHO/国際高血圧学会ガイドラインでは、高血圧予防のためには1日の塩分摂取量を6g未満にすることを推奨しています。しかしわが国の成人での1日塩分摂取量の平均は10～13g程度のため、約半量にしなくてはなりません。

減塩のための工夫を行い、塩分の多い食品を避けた献立を考えるようにしましょう。

控えたい塩分の高い食品

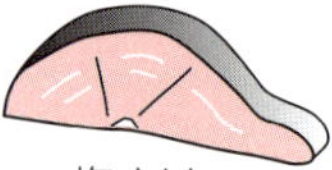

塩さけ

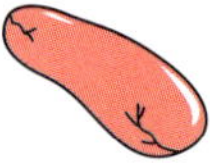

たらこ

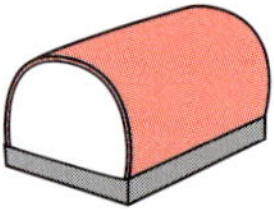

かまぼこ

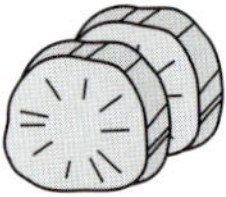

たくあん

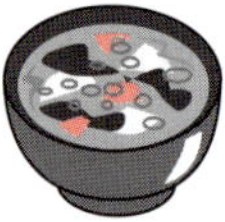

汁物

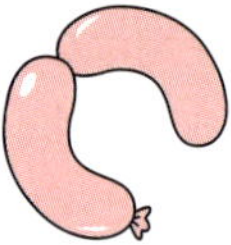

ソーセージ

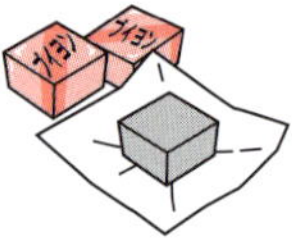

固形ブイヨン

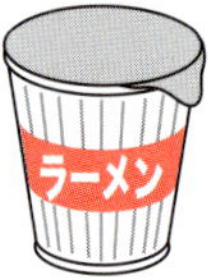

インスタント食品

●塩分摂取を少なくするための工夫

①出汁《だし》をしっかりとることで塩の使用量を抑えてもしっかりとした味になる

②味付けが薄いと感じた場合は、酢やかんきつ類などを使用して、異なる風味を利用する

③カレー粉などの香辛料を使用する

④生姜《しょうが》、みょうが、シソの葉などの香草を利用する

⑤塩の使用はなるべく避け、しょう油なら濃い口しょう油、味噌ならあま味噌を使用する

⑥しょう油、ソースなどは、食品の上からかけるのではなく、皿に用意してつけながら食べるようにする

食べやすい環境づくりを

食べやすい環境を整え、正しい姿勢で、楽しい食事時間となるような工夫が必要です。

高齢になると、脳梗塞や脳出血の後遺症で手足が麻痺《まひ》したり、軽い認知症を患ったり、老化による機能低下から自信を失い、うつ傾向になる人も増えてきます。この場合は栄養のとり方よりも食行動に問題が生じます。

脳梗塞・脳出血の後遺症の場合

脳梗塞や脳出血の場合、手足に麻痺が残ったり、咀嚼や嚥下困難が生じたりすることがあります。

●麻痺がある場合

- 食事用自助具などを必要に応じて用意します。箸やスプーンが持てないようなら、手で食べられるようにおにぎりにしたり、パンにかえたりなどの工夫をしましょう。

- 魚は骨がないものを選んだり、開いたりして食べやすいようにします。ほぐして食べるような魚は、ほぐしたものを出すのではなく、できるだけ目の前でほぐしましょう。

●嚥下困難がある場合

- 食事に集中することで誤嚥を予防することができます。静かな環境を整え、飲み込みに意識が向けられるよう、声をかけましょう。

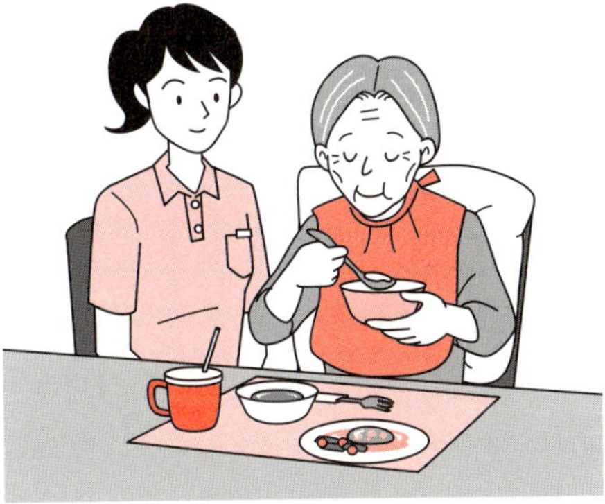

- 汁物やパサパサした物は誤嚥のしやすい食品です。とろみをつけたり、どろどろの塊になりやすい調理をしましょう。
- 背筋を伸ばし、あごを引いた正しい姿勢にすることで誤嚥をある程度予防することができます。クッションやタオルを使用するなどして、正しい姿勢にしましょう。

認知症の場合

認知症では、満腹、空腹を感じさせる神経の働きが低下し、いつまでも食べ続けたり、人の物を食べるような行動がみられることがあります。食べ過ぎておなかを壊したり、肥満になることもあるため、小さなお茶碗にかえるなどして量を調整します。

感覚が鈍磨してくることがあるので、「これは熱い（冷たい）ですよ」と、あらかじめ伝えましょう。熱い料理はやけどをしないようにやや冷めたものにしましょう。

うつ傾向がある場合

うつ傾向になると、調理はもとより食べることへの意欲も失われ、特に一人では食事を食べなくなる危険性が生じます。若い人でも体力が失われますが、高齢者では、脱水などの危険や寝たきりの状態になる危険性が高くなります。

規則正しい生活を送り、3食きちんととるようにしてもらうことが基本です。

栄養のバランスが整った、たんぱく質や脂質を多めに摂取できるような献立を工夫しましょう。

食事療法は医師の指示を守って

症状によって食事内容は変わります。指示を守ることが大切です。

加齢とともに腎機能は低下していきますが、糖尿病や高血圧などの生活習慣病があると、腎機能はますます低下します。この腎機能の低下を防ぐためには、何より食事療法が大切です。ただし、症状によって食事療法の内容が違ってくるので、医師の指示のもとに行います。

食事療法のポイントの第一は、たんぱく質と塩分をとりすぎないことです。たんぱく質をとりすぎると老廃物が多くなり、塩分も多すぎる分を尿として排泄しなければならないため、腎臓への負担がさらに増します。ただし、たんぱく質は筋肉や血液などからだを構成するうえで大切な成分です。医師の指示のもと適切な量を摂取します。

食事のポイント

●たんぱく質を控えた食事

たんぱく質は、ごはんやパン、いも類、野菜、果物の中にも含まれています。いろいろな食品からたんぱく質をとることが大事ですが、肉・魚・卵は良質のたんぱく質なので、指示されたたんぱく質必要量の半分以上は肉・魚・卵でとりたいところです。肉・魚・卵などを摂取するときは、たんぱく質を含まないきのこ類やこんにゃくなどと組み合わせて、食べ応えを演出します。

しかし、エネルギー量はきちんと確保する必要があります。エネルギー量が足りないとたんぱく質がエネルギー量を補充するようになり、老廃物が増えてしまいます。

●塩分を控えた食事

腎臓の機能が低下するということは、排泄機能が低下しているということです。塩分量も医師から摂取量を指示されることがあります。この場合は、その指示内の塩分摂取量とし、指示が出ていない場合でも、できるだけ減塩の食事にするようにしましょう。

- 加工品には多くの塩分が含まれています。ラベルを見て塩分量をチェックします。
- 味が物足りないときはレモンやしょうがなどを用いて酸味や風味で工夫します。

その他の制限

症状によっては水分の摂取量が制限されたり、リン(乳製品に多い)・カリウム(野菜・果物に多い)の制限が必要になることもあります。

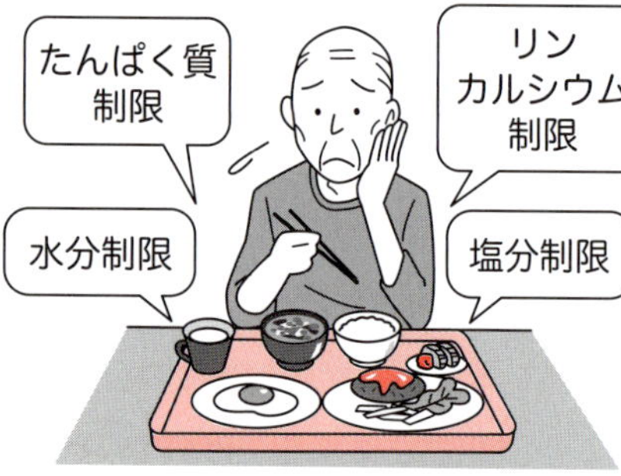

治療用特殊食品

治療用特殊食品とは、腎臓の働きに応じてたんぱく質やカリウム・ナトリウムなどの摂取量を抑えた良質な食品です。たんぱく質量を減らすときはたんぱく質調整用、エネルギー量が不足するならエネルギー調整用の食品を利用します。

たんぱく質調整用食品	**主食用**：米、パン、めん類があり、通常のものの1/30～40のたんぱく質量に調整されている **副食**：レトルト食品などの調理済み食品で、１食中のたんぱく質量、塩分、リン、カリウムなどが調整されている
エネルギー調整用食品	**炭水化物またはでんぷん類**：調味料として、甘味のない糖分でできた粉飴やカロライナーがある **油脂類**：消化吸収されやすい油を使用した粉末や液体の油脂がある

褥瘡《じょくそう》（床ずれ）

低栄養が原因の１つ

栄養をつけることによって褥瘡も改善するので、よく食べることが大切です。

褥瘡とは、特定部位が圧迫され続けることによって血液の循環が悪くなり、知覚が低下して、皮膚や皮下組織まで障害される症状です。

特に生じやすいのは骨が出っ張っている部分で、仙骨《せんこつ》部や大転子《だいてんし》部、踵《かかと》などに発生しやすくなります。

原因は長時間の圧迫ですが、関節の変形や運動能力の低下そして栄養状態も関係します。低栄養状態の場合、血行障害が起こりやすく、抵抗力が弱まり、褥瘡の治りも悪くなります。

●褥瘡の予防

①同一体位は２時間以内に

②除圧ベッドなどを使用し、耐圧の分散を

③寝具のしわなど、部分的に圧のかかるとこ

ろをなくす

④低栄養を改善する

●**低栄養を改善する食品**

低栄養とは、たんぱく質や無機質の不足している状態です。これらのものが多く含まれる食品をとるようにしましょう。

食事のポイント

- たんぱく質は日本人標準摂取基準（1日に体重1kg当たり1.25～1.5g）とるようにしましょう。
- 褥瘡では、傷が深いと多量の浸出液が排出するため、水分の不足が生じる可能性もあります。このようなときは医師の指示のもと、適切な飲水に心がける必要があります。
- 鉄分や亜鉛の不足はたんぱく質不足以上に褥瘡に悪影響を及ぼします。鉄分や亜鉛を多く含む食品をとるようにします。

鉄分を多く含む食品

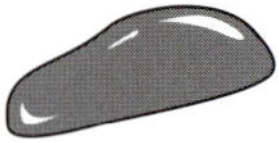

レバー（豚・鶏）

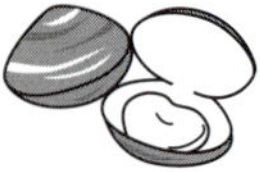

アサリ

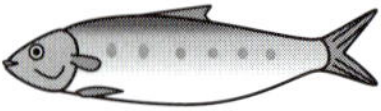

いわし

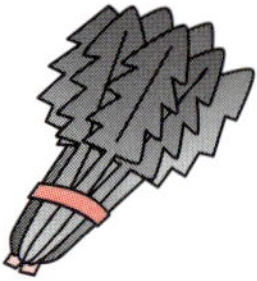

ほうれん草

亜鉛を多く含む食品

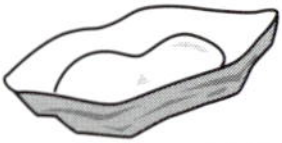

かき

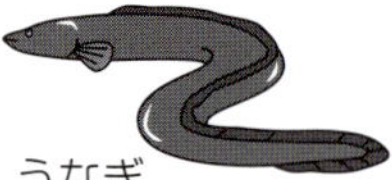

うなぎ

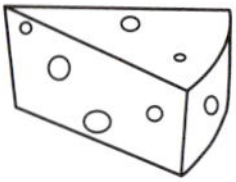

チーズ

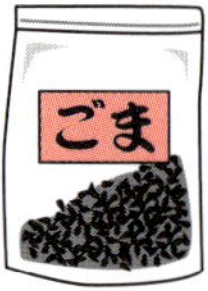

ゴマ

栄養調整食品（濃厚流動食品）

食事量が少ないときに、エネルギーやたんぱく質、ビタミンやミネラルなどの微量栄養素などをまとめてとることができる食品です。ゼリー状と液状があります。味も、甘い果汁味やコーヒー味、バニラ味、豆腐風味などさまざまなものが市販されています。

骨粗しょう症（背中や足腰の痛み）

カルシウムやビタミンD、Kの補給を

食事のほか、転倒しないよう生活環境も整えましょう。

骨粗しょう症とは、骨をつくるカルシウムやリンが減って、骨に「ス」が入り、スカスカになる状態です。骨がもろくなって、背中が丸くなったり、身長が縮んだり、動作をすると痛んだり、骨折しやすくなります。

原因は主に加齢です。閉経による女性ホルモンの低下が骨密度を低下させることから、女性に多くみられます。

●骨粗しょう症の予防

骨粗しょう症を予防するためには、まず骨密度を低下させないための運動や食事が大切です。

食事のポイント

- 高齢になると食事量が少なくなり、エネルギーやたんぱく質の摂取量が低下しやすくなります。総エネルギー量の適切な摂取や栄養バランスのとれた食事摂取が大切です。
- 骨の成分であるカルシウムのほかビタミンD、ビタミンKなどを含む食品を摂取します。腸管でのカルシウムの吸収がよくなり、骨密度が増加します。薬物療法と同時に行うことによって骨形成が促されます。

骨粗しょう症の予防に効果的な食品

カルシウムを多く含む食品	牛乳・乳製品、小魚、干しえび、大豆・豆製品、小松菜、ちんげん菜など
ビタミンDを多く含む食品	うなぎ、さんま、さけ、かれい、干ししいたけ、きくらげなど
ビタミンKを多く含む食品	ほうれん草、小松菜、にら、キャベツ、ブロッコリーなど

白内障・緑内障

食物がおいしそうに見える工夫を

食器の色やテーブルクロスの色なども工夫して料理の味をひきたてましょう。

白内障は水晶体が白く濁って視力が低下する病気で、緑内障は眼圧によって視神経が圧迫され視野が欠損する病気です。白内障は水晶体を変える手術によって治り、緑内障は薬物療法によって進行を遅らせることができます。

食事上の注意

●彩りと食べやすさを考えて

目がかすむと、食卓がぼやけて見えたり食品の彩りがはっきり見えず、食事を見ても食欲につながらないことがあります。彩りを考え、香りなどにも配慮して、低栄養に注意しましょう。

食材は一口大にして、箸ですぐに崩せるように大きく軟らかく調理する工夫が必要です。

第5章

一人暮らしでもおいしい食事

一人暮らしの高齢者が増えています。今まで料理自慢だった人ほど、家族に作って食べさせる楽しみがなくなり、一人分の量に戸惑い、食生活が徐々に貧しくなっていきます。ここでは一人暮らしの高齢者が負担なく短時間でできる料理の知恵を取り上げます。多忙な介護職員にも自炊の参考になりますよ。

主食をしっかりとる

ひと手間かけて栄養アップ

エネルギー源として欠かせない主食は、毎食とることが大切です。

お米

●今のお米は３度水を流せばよい

今のお米は十分に精米されているので、米を炊く準備は、米の表面のごみをとるために1回、米をとぐために2～3回水をかえて行えば十分です。ボウル付きのザルに米を入れ、水を入れたらザルを数回ゆする程度で、ごしごし研ぐ必要はありません。

●お米は無洗米で十分

無洗米を使えばお米を洗う手間も省けます。糠《ぬか》が少なく1カップの粒の分量が多いので、通常のお米より1割程度多めの水を入れます。

●ごはんは冷凍保存する

ごはんは保温よりも冷凍保存がおすすめで

す。炊きたての熱いごはんを一食分ずつラップにくるみ､冷まさず熱いまま冷凍庫に入れます。

食べる前に電子レンジで加熱します。

●スキムミルクを入れてカルシウムを補う

カルシウムが足りない、骨粗しょう症を防ぎたいと思うなら、お米１合に小さじ５分の３ほどのスキムミルクを入れて炊きます。香りもよく、食も進みます。

●卵かけご飯に飽きたら卵チャーハン

栄養価もあって超簡単な卵かけご飯はおすすめです。新鮮な卵さえあれば楽しめます。これに飽きたら、卵かけご飯にたっぷり長ねぎのみじん切りを混ぜ合わせて、大さじ1のマヨネーズを敷いたフライパンで卵チャーハンにします。あるいは、タマネギの輪を利用した目玉焼き丼。千切りキャベツも炒めてのせます。

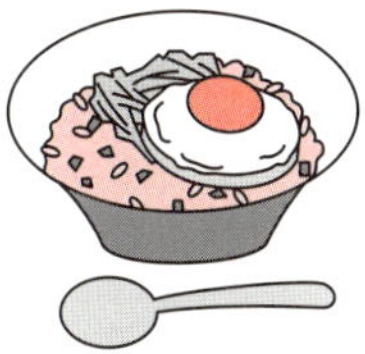

麺

●スパゲッティなど麺類は短く折って使う

スパゲッティや麺類を手早く食べやすく調理するには、3～4cmくらいに折ってフライパンで茹でます。噛み切りにくい場合はやや過熱時間を長くします。時短用の早ゆでパスタもあるので利用すると便利です。

●残ったそうめんはサラダに

残ったそうめんは3等分して、細切り野菜やハムと合わせ、マヨネーズを甘酢で溶いたソースで和えれば、コールスローになります。

●鍋物の残りはうどんを入れて

前日の鍋が残ってしまったときは、それがしゃぶしゃぶでも、水炊きでも、豆乳鍋でも、野菜や肉、魚介類のだし汁が十分に出たおいしいスープになっています。味をととのえ、うどんを入れれば美味しいランチになります。

パン

●パンはフレンチトーストが食べやすい

高齢になるとパサつくパンは飲み込みにくい食品です。こんなとき、食パンならフレンチトーストがお勧め。夜、卵と牛乳とメイプルシロップを溶いてその中にパンを浸し、一昼夜おいたものを、翌朝、バターを溶かしたフライパンで表裏それぞれ７～８分焼きます。贅沢な朝食です。

●食べにくいパンはシチューに浸して

トーストやクロワッサンなど食べにくいパンは、カレーやシチュー、あるいはスープ、ミルクティーなどの飲み物などに浸すとしっとりして食べやすくなります。

●サンドイッチは濡れ布巾で押さえる

サンドイッチは具をマヨネーズで和えてしっとりさせ、さらに濡れ布巾で押さえて、一口大に切るとパサつかず食べやすくなります。

副食は手間をかけずに

時短レシピで負担軽減

調理がおっくうになっていることがあるので、負担のない調理を心がけましょう。

味噌汁

●味噌汁は一人前の味噌と具を作りおき

味噌汁は一人前の味噌を丸め、具を作り冷蔵冷凍しておきます。お椀9分目の水を鍋にとって沸かし、だしの粉末を入れ、沸騰したら冷凍冷蔵の具と味噌を入れて出来上がりです。

●具だくさんの味噌汁で雑炊

残り物の味噌汁も、野菜や練り製品を切り込み、冷やご飯を入れて雑炊にすればおいしいでしょう。ねっとりさせたいときはそのままで、さらりとさせたいときは冷やご飯を水で洗ってから入れてください。

●里いもや山いもで誤嚥を防ぐ

味噌汁などで誤嚥しやすい場合は、とろみをつけると防げます。あるいは山いもや里いもを具に使用すれば自然のとろみが楽しめます。また、味噌汁をミキサーにかけてスープにして食べる方法もあります。

野　菜

●野菜に塩してラップし電子レンジで１分

急に漬物が食べたくなったときは、きゅうりでもなすでも、にんじんでも、麺棒で表面を軽くたたいて塩をして、電子レンジで１～２分加熱して冷ませば即席漬物が出来上がります。

●ごぼうのささがきにはピーラー

調理が面倒になったときは便利な器具を使いましょう。ごぼうのささがきもピーラーを使えば手間いらず。

魚

●魚はホイルに包めばふっくら仕上がる

魚は熱を加えると固くなりますが、軽く塩・

胡椒してホイルに包んで、オーブントースターで焼くと、蒸し焼きの状態になってふっくら仕上がります。高齢者には食べやすいでしょう。

●さばは日本酒で煮る

さばなど青魚の臭みをとるために、ねぎやしょうがを入れなくても、鍋にさばの切り身を並べ日本酒を入れて、火が通ったら砂糖・しょう油を入れ、落とし蓋をして煮れば、臭みはなく、ふっくらおいしく仕上がります。

●市販の骨なし魚も利用価値あり

冷凍パックの骨なし魚も登場しています。ますやあじ、石鯛《いしだい》など、姿は魚の切り身のまま、すでに骨が抜いてあり、凍ったまま調理ができます。冷凍庫に購入して保管しておくと便利です。

●残った魚は背開きにして干物に

一人暮らしには多い1盛の数匹の魚。残った魚は背開きにして干物を作りましょう。

［干物の作り方］

①魚を背開き

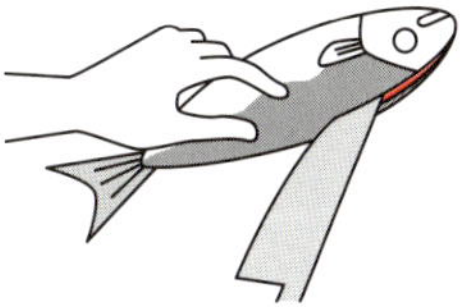

②塩をふり、水気を抜いてキッチンペーパーに包んで一晩冷蔵庫へ

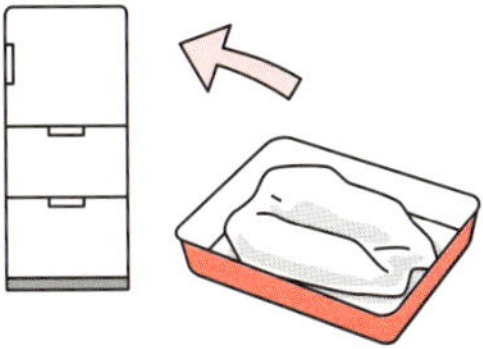

またはひかげで３～５時間天日干しにする

肉

●しょうが焼きは最後にタレをからめる

肉は長時間漬けこんだり、加熱しすぎたりすると硬くなります。軟らかく仕上げるなら、タレに漬けず､肉を焼き最後にたれをからめます。

●硬い肉はパイナップルと調理

肉が硬いときは、パイナップルやパパイヤ、キウイフルーツなどと一緒に炒めたり煮たりすると軟らかくなります。たんぱく質分解酵素を含んでいるからです。しょうがや、にんにくをすりおろしたたれ、飲み残しのビールや炭酸水などに漬け込んでも軟らかくなります。

●カリカリベーコンは電子レンジで

サラダやスープ、炒め合わせにほしくなるカリカリベーコン。フライパンでつくるのは手間がかかりますが、ベーコンをクッキングペーパーに挟んで電子レンジで加熱すれば、1～2分で出来上がります。

●ひき肉は熱湯でほぐしてから使う

ひき肉料理をするときに、そのままフライパンに入れるとほぐれないことがあります。あらかじめ熱湯をかけてほぐしてから調理しましょう。ほかの材料ともよくなじみます。

●三枚肉は湯通ししてから使う

脂が多い三枚肉はさっと熱湯に通して、余分な脂を落としてから使います。脂っぽさがなくなりさっぱりして口当たりがよくなります。

●すき焼きの肉と白滝は隣同士を避ける

すき焼きをするときに、肉と、白滝や糸こんにゃくを隣同士で煮ると肉の色が悪くなり、硬くなります。間に野菜を入れて離すようにしましょう。

豆腐・納豆

●湯豆腐は塩を入れるとスがたたない

豆腐を煮すぎて、スが立ったり、硬くなったりすることがあります。これを防ぐには、湯豆腐にするときに塩を少々入れます。ふっくらした軟らかい湯豆腐が楽しめます。また、塩だらと豆腐を合わせると、たらの塩が豆腐を軟らかくしてくれます。

●豆腐は崩しながら食べると誤嚥しない

豆腐はつるりと喉を通るので、喉の通りがよすぎて誤嚥することがあります。豆腐を食べるときは、スプーンで崩しながら食べましょう。冷奴はしょう油をかけるのではなく、あんをかけると食べやすくなります。

●高齢者の納豆はひきわり納豆に限る

納豆は粒状のものだと誤嚥することがあります。細かく砕いたひきわり納豆にしましょう。これをさらに叩いて粘りを出したり、あるいはうずらの卵やすりおろした山いもと和えたりすると嚥下障害がある場合は食べやすくなります。

だし汁の作り方

●少量のだし汁は茶こしでつくる

少量のだしが入るだけで日本料理の味や風味は奥深くなります。だしは大切ですが、いちいちとるのは大変。大さじ1のだしがほしいときは、かつお節を茶こしに入れて熱湯をかけて抽出します。

●昆布だしは水だしで

昆布だしなどは、水に切り刻んだ昆布を入れて、1昼夜おいた水だしをつくっておくとよいでしょう。